NOUVEAU RECUEIL

D'OBSERVATIONS ET DE CONSULTATIONS

SUR LES

MALADIES DES FEMMES,

ET SPÉCIALEMENT SUR CELLES QUI SE DÉCLARENT

VERS L'AGE CRITIQUE;

PAR Mᵣ. AULAGNIER,

Docteur en Médecine, Chevalier de la Légion d'Honneur, ancien Médecin en chef et Inspecteur du service de santé de la Garde Royale d'Espagne.

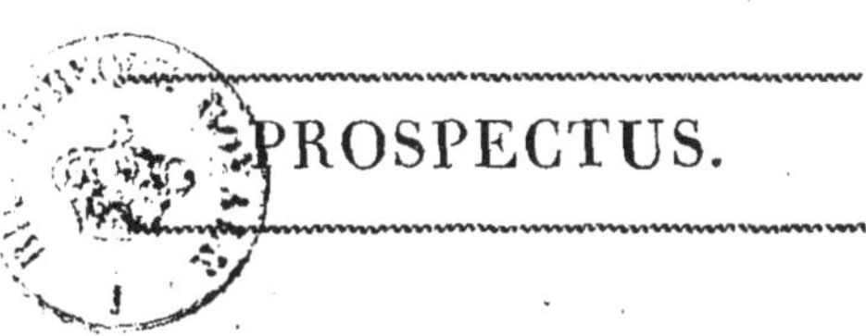

PROSPECTUS.

Dᴇ bons ouvrages ont été écrits tant en France que dans l'Étranger, sur les maladies des femmes ; mais ces affections prennent des formes si variées, elles se compliquent de tant de causes, et leurs suites sont tellement désastreuses, principalement vers l'époque de la cessation des règles, que c'est rendre un important service à cette portion intéressante de la société, ainsi qu'aux jeunes médecins, que de publier, sur cette matière, un recueil d'observations et de consultations fondées sur une pratique éprouvée.

L'auteur a fait une étude particulière de ces maladies ; il les a attentivement observées ; pendant une longue pratique, il a pu parvenir à les combattre avec succès, et souvent à les prévenir.

Ce recueil fera connaître les différentes méthodes de traitemens employées par l'auteur. Il présentera en outre un corps de doctrine, basé non-seulement sur ses propres observations, mais encore sur celles que l'on doit aux hommes les plus savans dans cette matière, tels que *Baillou, Hoffmann, Barthez, Pinel, Cabanis, Pasta, Baudeloque, Boyer, Dubois, Gardien, Nauche,* etc. Enfin, il ne laissera rien à désirer sous le rapport de la classification des faits, et d'une sage application de la thérapeutique.

Cet ouvrage paraîtra périodiquement, à des époques indéterminées, par cahier d'une feuille et demie à deux feuilles d'impression. Douze Numéros composeront le premier volume, qui sera suivi d'une table générale. Le prix est de 1 fr. 25 cent. et 1 fr. 40 cent. pour les départemens.

Le premier Numéro paraîtra le 1er. septembre prochain.

A PARIS,

Chez { l'Éditeur, rue St.-Louis, N°. 46, au Marais.
{ l'Auteur, rue Montmartre, N°. 121.

Les Lettres non affranchies ne seront pas reçues.

On trouve aussi chez le même Libraire et à la Clinique oculaire rue de la Michodière, N°. 2,

NOUVELLES RECHERCHES
SUR LA CATARACTE ET LA GOUTTE SEREINE,

Par Mr. Guillié,

Directeur honoraire de l'Institution Royale des jeunes Aveugles de Paris, Médecin Oculiste de S. A. R. Madame, Duchesse d'Angoulème, de S. A. S. Monseigr. le Duc de Bourbon, des Colléges Royaux de Paris, etc.

Un vol. in-8°. avec un tableau synoptique, 2 fr. 50 c. et 3 fr. *franc de port.*

Imprimerie de DONDEY-DUPRÉ, rue St.-Louis, N°. 46, au Marais.

NOUVEAU RECUEIL

D'OBSERVATIONS ET DE CONSULTATIONS

SUR

LES MALADIES DES FEMMES,

ET SPÉCIALEMENT SUR CELLES QUI SE DÉCLARENT

VERS L'AGE CRITIQUE;

Par M. AULAGNIER,

Docteur en Médecine de l'université de Montpellier, Membre de la Légion-
d'Honneur, ancien Médecin en chef et Inspecteur du service de santé de
la Garde royale d'Espagne , etc.

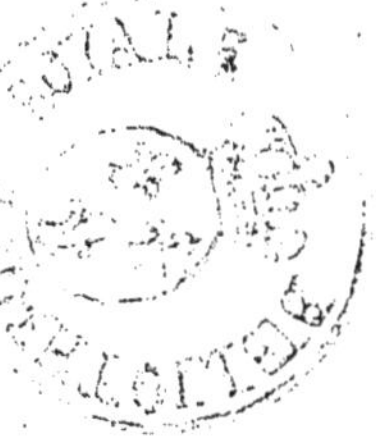

1er. Septembre 1821.

PREMIER CAHIER.

Pour Paris, 1 fr. ; pour les départemens, 1 fr. 10 c.

A PARIS,

CHEZ { L'Auteur, rue Montmartre, N°. 121.
{ Gabon, rue de l'École de Médecine.

PARIS, DE L'IMPRIMERIE D'ÉVERAT,
RUE DU CADRAN, N°. 16.

AVANT - PROPOS.

——

L'HOMME le plus savant, comme le plus heureux dans l'art de guérir, sera toujours celui qui, à l'expérience des siècles passés, aura joint la sienne propre, sur la nature, les causes et les élémens de nos maladies, sur leurs symptômes caractéristiques, sur leur durée et leur terminaison. Qui peut en effet donner de meilleurs conseils qu'un Médecin profondément instruit de l'organisation des corps vivans, surtout lorsqu'il a long-temps et attentivement observé les malades ? Sa pratique ne peut être que l'application utile des principes de la science médicale, d'après lesquels les faits et les affections morbifiques sont coordonnés de manière qu'on en puisse facilement déduire les conséquences, c'est-à-dire, les traitemens divers, appropriés à chacun des cas particuliers, si bien décrits depuis *Hippocrate* jusqu'à nos jours.

C'est par défaut d'analyse que tant d'empiriques, anciens et modernes, en s'égarant eux-mêmes, ont trompé les autres. C'est en faussant les principes, qu'ils ont tenté de substituer le vague et le hasard aveugle, au raisonnement et à la méthode; les amulettes, les paroles magiques et les hochets de la superstition, aux préceptes indiqués pour un traitement régulier. Nos charlatans actuels semblent avoir tous jeté leur dévolu sur les maladies des femmes et des enfants, en général, sur les maladies appelées *chroniques*, à raison de leur durée plus ou moins longue, comparativement à la marche précipitée des maladie *saiguës*. Le choix qu'il sont fait de ces affections morbifiques est d'autant plus maladroit, qu'elles sont plus compliquées, que la théorie qui les concerne remonte plus haut, et que la déduction de leur traitement est plus éloignée.

D'après ces considérations, j'ai cru devoir consacrer le fruit de mes études et de ma longue expérience, au traitement des maladies particulières dont les femmes sont trop souvent victimes. — Je parlerai d'abord de l'écoulement muqueux, connu sous le nom de *flueurs blanches*, mal souvent rebelle, qui peut se manifester dès l'âge le plus tendre, et avoir des suites graves, quand on ne lui oppose pas les remèdes prescrits par un Médecin prudent et expérimenté. Les cahiers qui suivront le premier, auront pour objet l'époque de la puberté, la première apparition du flux périodique, la cause et les diverses espèces de *chloroses*, dites pâles-couleurs, et successivement les autres accidens ou infirmités dues à la faible complexion de ce même sexe.

La femme qui fut donnée pour compagne au premier homme, reçut de la nature ce degré exquis de sensibilité qui charme, intéresse, attendrit, et subjugue enfin son associé plus fortement organisé qu'elle, mais nécessaire à son bonheur, — La mollesse de ses formes, ses grâces, les touchantes inflexions de sa voix, ses nobles fonctions dans la reproduction et l'alimentation de l'espèce humaine, semblent lui assurer un ascendant qu'elle obtiendra toujours parmi les nations civilisées. Mais hélas ! qu'elle paye cher son

triomphe! La faible contexture de ses organes, les sécrétions périodiques particulières à son sexe, l'accouchement et les accidens qui l'accompagnent ou le suivent, l'al-
laitement et les devoirs qu'il impose, mille
autres incidens l'assiégent et la tiennent en
haleine.

Ce n'est pas ici le lieu de présenter un
tableau anatomique complet des organes
sexuels; mais je ne peux me dispenser d'observer, que le tissu propre de l'utérus est
seul de son genre, dans l'économie animale;
que compliqué d'une manière incroyable dans
son état primitif, il reçoit, à mesure qu'il
prend de l'accroissement, des faisceaux de
fibres bien évidemment musculaires, et se
croisant en tout sens; que les artères de cet
organe sont fortes et sinueuses; que les veines
y sont très-multipliées et volumineuses; que
les nerfs y arrivent du plexus hypogastrique,
et qu'étant, comme ce dernier, le siége de
la sensibilité et du mouvement, ils font de
l'utérus un centre ou foyer d'action, susceptible de s'étendre à toute l'économie des
fonctions vitales; que le système utérin, re-

vêtu par une membrane muqueuse, dont la couleur varie selon l'âge des individus, et que pénètrent un grand nombre de vaisseaux sanguins et de rameaux nerveux, est en outre parsemé d'une innombrable quantité de pores considérés par les anatomistes comme les orifices des vaisseaux; qu'enfin ces couches membraneuses sont tapissées de glandes qui lubréfient sans cesse leur surface, et qui, quoique peu apparentes dans l'utérus, n'en secrètent pas avec moins d'abondance un fluide destiné à modérer l'impression des corps étrangers sur ces membranes; impression d'autant plus réelle, qu'elles sont douées d'une sensibilité et d'une irritabilité analogues à l'énergie ou à la faiblesse du stimulant qui agit sur elles.

Ces détails suffiront pour faire voir que, d'après l'organisation de la femme, l'état seul de l'utérus peut porter le trouble, non-seulement dans toute l'habitude du corps, mais aussi dans le moral de l'individu. C'est donc dans l'état réel de cet organe, qu'il faut d'abord chercher l'état physique de la femme, l'origine du mal aise, des inquiétudes, des spasmes et de mille autres accidens qu'elle peut éprouver. *Propter solum uterum ,* dit Van-Helmont, *mulier est id quod est.* Le père de la médecine regardait aussi avec raison l'utérus comme la cause des maladies particulières à la femme, d'après la structure frêle et compliquée de l'organe sexuel et la sympathie des nerfs de ce dernier avec ceux de tous les autres organes. — D'un autre côté, l'état maladif chez les femmes a une analogie constante avec l'organisation nerveuse et lymphatique de l'enfance. La marche en est imperceptible, irrégulière, et la solution souvent fort difficile, presque toujours accompagnée d'altérations profondes et par fois obscures; aussi demandent-elles, de la part du praticien, de la sagacité, de l'application et beaucoup de patience. On en verra la preuve dans le cours de nos observations.

DES

MALADIES DES FEMMES.

De la Blennorrhée utérine, vulgairement qualifiée de Flueurs blanches, Leucorrhée, etc.

Les femmes sont fort sujettes à une affection morbifique appelée depuis long-temps *flueurs blanches* et improprement *Leucorrhée*, c'est-à-dire, écoulement blanc, quoiqu'il soit souvent de toute autre couleur. D'après le savant docteur *Swédiaur*, mon ami, je lui donnerai celui de *blennorrhée utérine*, qui exprime beaucoup mieux la nature d'un écoulement muqueux, dépendant d'une irritation des couches membraneuses, sans aucun symptôme inflammatoire ou douloureux, sans aucune ardeur urinaire, et ayant son siége dans les muqueuses du système utérin, lequel comprend le vagin, le col, le corps et les trompes de l'utérus. Ces membranes servent d'enveloppe à ces parties, qu'elles garantissent de l'action des corps étrangers ; elles jouissent d'une irritabilité plus vive que les autres tissus organiques, fort prononcée dans la jeunesse et chez les adultes : elles sont passives d'irritation et de phlegmasie, comme on le voit dans la blennor-

rhagie, où l'inflammation est violente ; aiguë,
tandis que l'irritation dans la blennorrhée ne s'ac-
compagne d'aucun symptôme inflammatoire, mais
résulte seulement des causes générales propres à
irriter et à affaiblir successivement, car la faiblesse
naît de l'excès relatif d'un *stimulus* quelconque.
— Parmi les nombreuses causes de l'irritation dont
je viens de parler, j'en rapporterai quelques exemples. — J'ai connu une femme d'environ trente
ans, fortement constituée, qui éprouvait une
blennorrhée utérine dès qu'elle avait les bras nuds.
J'en ai vu beaucoup d'autres à qui des injections
ou des lotions froides causaient le même accident.
L'impression subite du froid irritant les membranes, donnait lieu à un écoulement muqueux
blanc, occasionné par défaut de ton, puisqu'il cé-
dait aux légers astringens.

L'atmosphère long-temps chargée d'humidité,
produit, en relâchant les organes, des affections
analogues. En novembre 1722, saison où les pluies
sont abondantes, la blennorrhée utérine fut épi-
démique à *Berlin*. Dans l'automne de 1769, il y
eut en France une petite ville où plus de soixante
personnes de tout âge et de différens tempéramens
en furent atteintes simultanément. Les médecins
de *Breslaw*, et *Morgagni*, en Italie, l'avaient vue
régner épidémiquement dans la saison pluvieuse
de l'automne. Elle est aussi souvent la suite de

l'abus des bains et des boissons chaudes, comme on l'observe très-fréquemment dans les pays humides, et notamment en *Belgique*, où l'on fait un grand abus du thé, d'où résulte l'affaiblissement de l'organe digestif et l'irritation des membranes muqueuses de l'utérus.

L'âge, un tempéramment lymphatique, une faible constitution, un vice héréditaire ou particulier à l'individu, sa faiblesse, ou même la chute de l'utérus, sont autant de causes débilitantes, disposant à cette maladie, qui prend une forme chronique lorsqu'elle attaque des sujets d'une organisation nerveuse et lymphatique. On peut dire qu'aujourd'hui cette maladie est endémique dans nos grandes villes.

Parmi les observations des anciens médecins qui ont parlé de la blennorrhée utérine, on rencontre fort peu de cas où de très-jeunes filles en aient été atteintes, tandis qu'à présent on l'observe presque dès l'époque de leur naissance; j'ai vu chez beaucoup de sujets ces sortes d'écoulemens se déclarer à l'âge de quatre, six, huit et dix ans, ce qui paraît dépendre de l'affaiblissement de la constitution, de la manière de vivre, de la dépravation des mœurs, du défaut d'exercice, et de l'application aux arts sédentaires. En général, c'est vers l'âge de douze à treize ans, que cette maladie se déclare, surtout dans les constitutions délicates.

Feu mon ami le docteur *Vidal*, savant médecin de Marseille, avait observé qu'un fluide gazeux se dégageait de différentes parties du corps, ainsi que des replis des membranes muqueuses, phénomène qu'il attribuait à l'arrêt de la matière transpirable, laquelle, se fixant d'abord sur ces membranes qu'elle stimulait, causait, par réaction, une débilité relative, d'où résultait un écoulement muqueux. Il avait vu plusieurs exemples de ce genre. De tels faits prouvent assez que l'utérus peut être considéré comme un émonctoire, par lequel le fluide gazeux tend à s'échapper, soit dans l'état de santé, soit dans celui de maladie : ainsi M. le docteur *Pinel* dit avoir vu une femme dont la matrice était remplie de fluide gazeux. *Sauvage* parle d'une autre, mal réglée, qui éprouvait chaque mois une tympanite utérine passagère. On connaît les observations de *Levret* sur les flatuosités utérines qui terminent la suffocation hystérique des accouchées. Le *crepitus uterinus* était si connu des anciens que *Martial* en a fait le sujet d'une épigramme. *Hippocrate* parle aussi de la flatulence de l'utérus et la regarde comme une cause d'avortement.

Dans les jeunes filles, la cause la plus commune de la blennorrhée utérine, lorsqu'elle ne dépend ni d'un vice héréditaire, ni de la faiblesse de la constitution, est la passion du plaisir solitaire.

Parmi un grand nombre de cas que j'en pourrais rapporter, je citerai celui d'une jeune fille de quatre à cinq ans, qui fut victime de cette funeste manie, et qui même peu de jours avant sa mort, tentait de s'y livrer encore. — J'ai vu à Marseille une jeune danseuse de dix à onze ans, qui dépérissait à vue-d'œil, par cette détestable habitude. L'écoulement était devenu puriforme et d'une odeur insupportable. — *Baillou* rapporte l'observation d'une blennorrhée utérine invétérée, dont l'odeur était si fétide, qu'elle causait, à la malade elle-même, des faiblesses qui allaient jusqu'à la syncope. — *Morgagni* avait remarqué que dans cette affection invétérée, les glandes vésiculaires naturelles à la matrice tendaient à s'effacer.

On sait que les passions vives portent de grandes altérations sur tous les viscères, et plus encore sur le système utérin, à cause de sa sympathie intime avec l'organe cérébral. — On a vu une jeune femme éprouver un chagrin tellement violent, qu'il fut suivi subitement d'un écoulement muqueux par le vagin; cet écoulement prit bientôt un caractère purulent et d'une odeur insupportable: la malade mourut dans le marasme.

Il y a des observations de paralysies des organes génitaux, suite des passions affaiblissantes, telles que la tristesse, le chagrin, la frayeur. — Monsieur *Corvisart* a constaté l'ossification du ventricule gauche et des valvules-mitrales, avec endurcissement du foie, dans une maladie organique du cœur qui avait été brusquement déterminée par l'impression d'une grande frayeur. — La colère agit principalement sur le cœur, les vaisseaux et les muscles. La tristesse porte sur les hypocondres. La terreur, le chagrin affectent l'estomac, la peau, les viscères du bas-ventre et organes génitaux. — Les passions vives agitent et altèrent les humeurs, disposent aux congestions sanguines, bilieuses ou séreuses, suspendent les sécrétions de la salive, de la sueur ou du lait. — On voit fréquemment les lochies, le flux périodique arrêtés par un mouvement de colère, une frayeur subite, des chagrins violens.

C'est dans les tempéramens nerveux que la sensibilité s'élève au plus haut degré. Parmi un grand nombre d'observations qu'il serait facile de rapporter, je citerai celle d'une femme d'environ vingt-sept ans, ayant une blennorrhée utérine, jointe à une si grande sensibilité, qu'il en résultait des convulsions spasmodiques, portant une impression forte sur l'utérus, et augmentant considérablement la matière de l'écoulement. — Une femme nerveuse, à la suite d'un chagrin profond, éprouvait une blennorrhée utérine abondante. J'employai les tempérans, les astringens, les toniques, mais inutilement. Considérant que l'opium était indi-

qué lorsque la sensibilité dominait, je le prescrivis
et j'eus la satisfaction de guérir la malade. — C'est
surtout dans l'état de grossesse, que les passions
donnent lieu à des affections nerveuses, ainsi qu'à
la blennorrhée utérine et par suite à des maladies
graves. — Les grossesses des femmes atteintes de
blennorrhées utérines, abondantes ou chroniques,
sont en général peu heureuses : elles peuvent causer
des souffrances, des langueurs, des fausses-couches
ou même une entière stérilité.

Chaque organe est susceptible d'être lésé par un
stimulus particulier ; ainsi, les intestins sont plus
vivement irrités par l'air que par tout autre corps.
— La vessie, qui souffre la présence de l'urine,
s'irrite par le contact de l'eau chaude, du pus ou
du sang. — Les antimoniaux irritent l'estomac et
ne font sur les yeux aucune impression, tandis que
l'huile excite dans l'organe de la vue de vives douleurs. — L'hellebore porte son action sur les na-
rines, la jusquiame sur la gorge, le mercure sur
les glandes salivaires, l'aloès sur les vaisseaux hé-
morroïdaux et sur la matrice, le soufre sur les
poumons, les cantharides et le nitre sur les voies
urinaires. La plante dite *uva ursi* excite la vessie
et modifie tellement sa sensibilité, qu'elle assoupit
les douleurs de la gravelle, sans détruire le calcul
contenu dans cet organe (de Haën). Les membranes
muqueuses de l'utérus trouvent un grand nombre

de stimulans dans les diverses causes qui les affectent, d'où résultent plusieurs maladies. Je ferai
remarquer en passant, que c'est une propriété des
membranes muqueuses d'être affectées d'ulcère,
surtout celles de l'utérus.

La cessation de l'abord du lait au sein des nourrices, peut encore déterminer la blennorrhée utérine ; j'ai eu occasion de l'observer, et il n'y a pas
de médecin qui ne puisse en fournir des exemples.

Le lait, les légumes, les farineux, les coquil-
lages, le poisson des étangs, disposent aussi à la
même maladie.

L'affection dartreuse peut produire une irritation très-forte, non-seulement sur l'organe de la
peau, mais plus particulièrement sur les membranes muqueuses, et occasionner des blennorrhées
utérines d'autant plus difficiles à guérir, qu'elles
sont produites par une cause toujours opiniâtre.

On connaît plusieurs exemples d'avortemens ou
d'accouchemens laborieux, à la suite desquels
cette affection s'est déclarée. On lit dans les ouvrages d'*Hippocrate,* qu'une femme, après un accouchement difficile, eut des pertes rouges pendant
six mois, auxquelles succéda un écoulement blanc
qui dura jusqu'à sa mort.

Enfin, les affections scorbutique, syphilitique,
squirrheuse, cancéreuse, celles de l'ovaire, les dé-
placemens et les polypes de la matrice, déterminent

ou compliquent la maladie qui m'occupe.

Au moment où j'écris ceci, je suis appelé pour voir un enfant né rachitique au plus haut degré, dont la cause dépend d'une blennorrhée utérine, à laquelle la mère est sujette depuis l'âge de huit à dix ans.

La blennorrhée utérine suit assez souvent la suppression d'une évacuation habituelle. On la voit se déclarer à l'arrêt du flux hemorroïdal ; après la suppression de crachats abondants ou après celle des lochies. — Plus d'une fois elle s'est montrée à la suite d'une sueur des pieds rentrée, de saignées habituelles négligées, de tumeurs ou d'éruptions répercutées. — *Schenkius* rapporte l'observation d'une religieuse, qui depuis long-temps avait des ulcères aux seins, et qui fut attaquée d'une blennorrhée utérine dès que ces ulcères cessèrent de couler.

La poitrine reçoit facilement l'impression du transport d'humeurs des parties génitales sur les poumons. Il y a de nombreux exemples de pthisie pulmonaire produite par la suppression de la blennorrhée utérine (Voir les actes de Leipsic). — On peut dire la même chose de l'organe cutané; j'ai vu une maladie éruptive se déclarer à la suppression d'une blennorrhée utérine, et ne disparaître que lorsque celle-ci fut rétablie.

La matière de l'écoulement est parfois tellement âcre, qu'elle produit des ardeurs cuisantes ou même des excoriations dans les parties sexuelles.

La couleur d'un blanc jaunâtre, verdâtre, analogue à celui de la matière purulente, dépend du période de l'irritation, de l'état de l'estomac ou de la qualité des humeurs.

Lorsque cette affection prend un caractère grave, l'appétit diminue ou se perd, de fortes douleurs se font sentir à l'estomac, les digestions ont lieu d'une manière irrégulière, la transpiration diminue, la malade devient fort sensible à l'impression occasionnée par les variations de l'atmosphère, et surtout par le froid, les yeux sont cernés, le visage se décolore et paraît enflé, l'haleine devient forte, l'état de langueur, de tristesse, se font remarquer dans le moral comme dans le physique.

La blennorrhée qui dépend d'un vice de la constitution, peut survenir quelques jours après la naissance; je pourrais en citer plusieurs exemples. La lenteur des mouvemens du corps, ainsi que celle des facultés intellectuelles, en sont les symptômes essentiels; en outre, la digestion se fait avec peine, et par conséquent la nutrition en souffre; il y a constipation, tristesse.

Celle qui dépend d'un vice héréditaire, n'a aucun symptôme particulier qui la fasse reconnaître: on sait seulement que c'est dans le plus bas âge, qu'elle se déclare, et que la mère est affectée de la même maladie.

C'est surtout par la connaissance des antécédens

qu'on peut distinguer les écoulemens qui dépendent de l'affection ou virus syphilitique. Il faut bien observer que tout écoulement par le vagin , surtout s'il est accompagné de sympôtmes inflammatoires, peut se communiquer par la copulation à une personne saine, et déterminer chez celle-ci un semblable écoulement, ou même une ulcération , qui dure autant que cet écoulement. Le docteur *Swediaur* en a vu plusieurs exemples.

Par le toucher et l'inspection , on peut reconnaître les différentes complications locales.

En général , les blennorrhées utérines qui attaquent les femmes âgées , résistent presque toujours à tous les moyens qu'on met en usage. *Hippocrate*. — Souvent la blennorrhée ancienne est accompagnée des mêmes symptômes qui précèdent l'écoulement périodique , tels que les douleurs des lombes et du dos. *Bosquillon.*

Dans cette affection, la nature ne provoque aucun mouvement spontané de guérison. Mais la connaissance des causes dont nous venons de faire l'énumération , est d'un grand secours pour en diriger le traitement.

Hippocrate opposait à la blennorrhée utérine l'usage du lait; cependant, on observe journellement que le café au lait la détermine , ou qu'il en augmente le flux habituel. Je pourrais en rapporter beaucoup d'exemples.

Dans la faiblesse constitutionnelle on doit fortifier, en pratiquant tout le long de l'épine du dos et des lombes, des frictions aromatiques avec des flanelles imbibées de succin, etc. On prescrit les restaurans, les amers, les toniques, un exercice modéré. — Il faut éviter tout ce qui peut exciter. — Employer les bons bouillons, le lait d'ânesse, les martiaux, le quinquina, la racine d'arnica montana. — Les bains froids pendant quelques minutes, répétés fréquemment, donnent une trempe vigoureuse à la constitution.

Si la maladie est produite par l'altération des humeurs, il peut en résulter une espèce de consomption. J'en ai observé plusieurs exemples: les mucilagineux, les gelées animales et végétales, les acides, les antispasmodiques, les incrassans, les antiseptiques, combinés entr'eux, sont les véritables moyens à mettre en usage.

Dans une constitution scrophuleuse, les alkalis, les savonneux, les absorbans, les toniques, la ciguë, la digitale pourprée, les muriates de baryte et de chaux, sont les véritables moyens qu'il faut cependant employer avec discernement.

Si la maladie se complique avec le scorbut ou l'affection syphilitique, on donne les antiscorbutiques dans le premier cas, et le mercure dans le second. — Le premier effet du scorbut porte son impression spécialement sur le système de la peau

et des membranes muqueuses. Les indices géné-
raux sont la pâleur, le teint jaune ou livide, les
scissures des lèvres, des gencives et des paupières.

Dans les maladies héréditaires, le traitement
éprouve en général de grandes difficultés, cependant elles peuvent être prévenues en corrigeant la
disposition particulière à l'individu.

Si l'affection est purement locale, le meilleur
remède est en général la résine liquide de copahu
ou le baume du Canada, que l'on mêle à une petite portion d'éther alcoholisé ou d'acide nitrique
alcoholisé. J'ai presque constamment employé avec
succès, des injections répetées plusieurs fois par
jour, faites avec le sulfate de zinc dissous dans
l'eau, mêlé à un peu d'eau camphrée. Les injections
des docteurs *Justamond et d'Yunge* ont souvent
réussi. — La malade doit éviter tout ce qui peut
irriter. — Les fumigations avec le succin, l'encens,
le cinnabre, sont aussi employées avec avantage.
S'il y a érosion, on fait des lotions avec l'eau rose,
le lait; et l'on applique l'onguent nutritum. — On
a vanté encore les eaux de Cauteretz, lorsqu'il y
a des symptomes d'ulcère à la matrice. La décoc-
tion des plantes balsamiques est utile, mais les
baumes seraient dangereux. — Dans la lésion ulcé-
reuse de cet organe, les injections avec le lait et
quelques gouttes de laudanum liquide de *Syden-
ham*, sont ce qu'il y a de plus avantageux. Le prin-

cipe cancéreux n'admet aucun spécifique , quoique l'on ait vanté la ciguë, l'aconit, la belladone, l'arsenic, etc.

Il est des cas où il faut porter l'irritation loin de la partie qu'elle occupe; on emploie alors les frictions, les vésicatoires, les bains de pied, les purgatifs. — Si la matière de la blennorrhée se portait vers la poitrine, le cautère appliqué à la jambe serait le meilleur moyen.

Dans cette maladie, *Hoffmann,* et d'autres bons auteurs , ont conseillé les décoctions des plantes sudorifiques et les balsamiques, qui agissent comme diurétiques révulsifs; mais il faut considérer que si l'estomac était déjà affaibli , ces moyens pourraient en augmenter la faiblesse.

En certains cas , les émétiques à petite dose peuvent trouver leur place. J'ai plusieurs observations de blennorrhées utérines , dépendantes d'un vice de l'estomac , où le vomissement, renouvelé de temps en temps par le moyen de l'ipecacuanha, a été fort utile , moins peut-être par l'évacuation qui en résulte, que par la secousse qu'il procure ; c'est la méthode perturbatrice de *Barthez.*

Dans d'autres cas, on a employé avec succès le sulfate de fer ; mais l'usage de tels astringens demande beaucoup de précaution. On lit , dans le recueil des maladies épidémiques de *Breslaw,* qu'une femme ayant employé inutilement tous les moyens pour se délivrer de flueurs blanches qui la fatiguaient depuis long-temps, prit un bain alumineux, qui fit cesser l'écoulement, mais il survint bientôt après un ulcère à la matrice et des hémorroïdes ulcérées, d'où s'ensuivit une pthisie qui se termina par la mort.

Une règle dont il ne faut jamais s'écarter, c'est de ne point arrêter brusquement l'écoulement par le moyen des astringens, sans avoir fait précéder les adoucissans, les humectans, les antiphlogistiques, qui, le plus souvent, deviennent les meilleurs moyens pour faire cesser la maladie.

La combinaison la plus avantageuse est celle de la rhubarbe, du cachou, du quinquina, du remède d'Helvetius. S'il survient pendant leur usage de la constipation, on donnera des lavemens faits avec l'eau d'orge toute simple, ou autres moyens pour tenir le ventre libre.

Lorsque la maladie dépend d'un vice des digestions, d'un état de faiblesse de l'estomac, les toniques seront toujours employés avec succès. La teinture nervine m'a toujours réussi. Le professeur *Hallé* a recommandé, dans le dérangement des digestions, l'usage de la myrrhe et de la limaille de fer. Les eaux minérales ferrugineuses, considérées comme toniques, sont un excellent moyen. J'ai eu occasion d'éprouver de bons effets de celles de Passy.

Dans toute blennorrhée; il convient de régler le régime de vie, surtout lorsque la malade n'a point l'habitude de la sobriété.

J'ai vu réussir les sucs des plantes antiscorbutiques; ainsi que la cascarille, quoique la malade n'eût aucune apparence d'affection scorbutique.

L'exercice; un régime sec, du bon vin; et peu de nourriture, sont avantageux, surtout dans une constitution lâche.

Les blennorrhées qui se déclarent chez les femmes grosses, n'ont en général leur siége que dans le vagin, elles cessent après l'accouchement lorsque la grossesse a été telle qu'elle doit être. Celles qui tirent leur origine des avortemens ou des suites d'un accouchement laborieux, doivent être traitées comme dépendantes d'une irritation locale. — Lorsque l'affection nerveuse en est la cause, on emploiera avec avantage les excitans, les tempérans, les laxatifs et les sudorifiques, méthode perturbatrice. — Dans les affections morales, les conseils sont plus faciles à donner qu'à suivre. Les distractions et les impressions brusques sont les véritables moyens à mettre en usage.

FIN.

NOUVEAU RECUEIL

D'OBSERVATIONS ET DE CONSULTATIONS

SUR

LES MALADIES DES FEMMES,

ET SPÉCIALEMENT SUR CELLES QUI SE DÉCLARENT

VERS L'AGE CRITIQUE,

Par M. AULAGNIER,

Docteur en Médecine de l'université de Montpellier, Membre de la
Légion-d'Honneur, ancien Médecin en chef et Inspecteur du service
de santé de la Garde royale d'Espagne, etc.

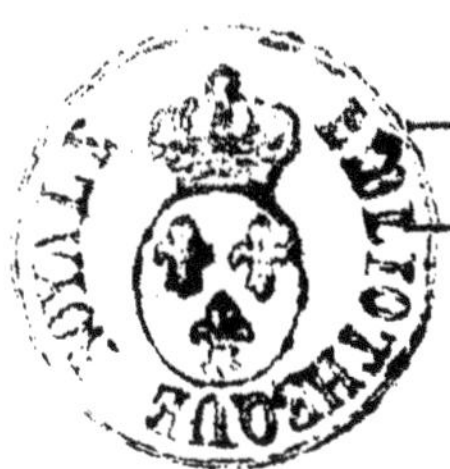

1ᵉʳ. DÉCEMBRE 1821.

SECOND CAHIER.

POUR PARIS, 1 FR.; POUR LES DÉPARTEMENS, 1 FR. 10 C.

A PARIS.

CHEZ { L'AUTEUR, rue Montmartre, N°. 121.
{ GABON, rue de l'École de Médecine.

Du changement qui a lieu à l'époque de la puberté de la femme; de la première apparition du flux menstruel ou périodique.

DANS mon premier cahier, j'ai parlé de la blennorrhée utérine, ou des flueurs blanches; maladie fort répandue parmi les femmes. Dans le second, il va être question du changement qui arrive à l'époque de la puberté de la fille, de la première menstruation, de la *chlorose*, ou pâles couleurs, enfin des effets de l'*onanisme* chez les jeunes filles.

Le corps de l'enfant est dans un état de mollesse d'autant plus prononcé, que son âge est moins avancé. Jusqu'à l'époque de la puberté, cet état ne change que lentement et d'une manière presqu'imperceptible; mais ce changement est brusque, rapide à cette époque. C'est alors que se font remarquer de nouveaux phénomènes en différentes parties du corps, et que des mouvemens ou passions susceptibles d'exaltation s'éveillent. Les ovaires et le système utérin, ayant acquis un accroissement convenable et agissant d'une manière énergique et sympathique à-la-fois sur tout le corps, transmettent à chacune de ses parties son atmosphère particulière.

En comparant l'action du cœur et celle des organes reproducteurs et en appréciant leur influence et leur utilité dans l'économie animale, on reconnaît que la prépondérance de ces organes est plus grande que celle du cœur, puisque celui-ci, par son irradiation, ne vivifie qu'un seul individu, tandis que les autres transmettent et communiquent la vie à tous les individus de l'espèce.

L'influence des organes reproducteurs s'exerce aussi d'une manière spéciale sur l'habitude de la peau, comme l'a fort bien observé *Morgagni*. Il a vu, et j'en ai fait la remarque après lui, que chez les femmes stériles, la peau n'a pas cette douceur, cette délicatesse qui lui est naturelle. *Morgagni* a de plus observé, et je pourrais en rapporter plusieurs exemples, que chez les femmes stériles, la peau est recouverte d'une pellicule, qui s'en détache par parcelles et tombe sous la forme d'écailles furfuracées.

Le travail de la nature qui amène la puberté, agit donc sur le corps entier, en imprimant à son tissu une plus grande énergie, et en modifiant, jusqu'à un certain point, l'état de mollesse attaché au premier âge de la vie. Néanmoins ce changement n'est pas aussi sensible chez la femme qu'il l'est chez l'homme ; car elle conserve toute sa vie un certain état de mollesse absolument nécessaire aux parties pour qu'elles puissent se prêter convenablement à l'action qui les dilate, et qu'elles obéissent plus facilement aux mouvemens déterminés de la sensibilité. En effet, on ne saurait disconvenir que la femme ne doive sa plus grande sensibilité à son organisation plus lâche et relativement plus faible. « *Cabanis* observe avec raison que ces dispositions organiques primitives sont reproduites à chaque instant par la manière dont s'exerce chez elle la sensibilité. » C'était aussi pour conserver cet état de mollesse, si nécessaire à l'exercice de la sensibilité et à l'accroissement du corps, que *Galien* proscrivait du régime des enfans, le bain froid ; ce n'était qu'à l'âge de puberté qu'il le conseillait, pour aider le travail de la nature.

Enfin, c'est à raison de cet état de mollesse, que la femme parvient en général à un âge plus avancé que l'homme. Une observation qui a été faite et qui mériterait d'être suivie, c'est que les enfans mâles qui ressemblent à leur mère, vivent plus long-temps que ceux qui ressemblent à leur père.

Les organes reproducteurs portent aussi leur influence d'une manière directe sur le système artériel, quoique différente selon les différens âges dela vie. Ainsi ils agissent principalement sur les vaisseaux artériels dans la jeunesse ; aussi, à cet âge, les hémorragies se font le plus ordinairement par les artères, tandis que dans la vieillesse, c'est par les veines qu'elles arrivent.

Lorsque la puberté se fait sentir dans toute son énergie, l'on voit se terminer plus favorablement les maladies de l'enfance, dépendantes d'un état de faiblesse prononcé, particulièrement les affections des glandes.

Lorsque le travail de la puberté a développé et mis en jeu celui des artères, les anévrismes sont beaucoup plus fréquens. Ces anévrismes sont des inflammations locales des artères. C'est ce que prouve l'observation de *Valsava*, relative à un homme guéri d'un anévrisme, qui mourut plusieurs années après d'une autre maladie, et qui présenta, à l'autopsie, un corps calleux à l'endroit auquel répondait l'anévrisme; on a même vu un anévrisme de l'artère splénique, dont les parois s'étaient ossifiées. (*Journal de Médecine.*)

C'est enfin à l'époque de la puberté que s'établissent les phlegmasies dépendantes de l'excès de ton, surtout dans le système artériel. Les hémorragies, qui dans l'enfance ont lieu par le nez, arrivent alors par les poumons, parce que la poitrine est le centre du système artériel.

Il résulte de ce que je viens de dire, que, dans le premier âge de la vie, on observe la prédominence du tissu cellulaire et des vaisseaux lymphatiques, laquelle est remplacée, à l'époque de la puberté, par celle des organes génitaux, et que c'est le système veineux, affectant principalement le bas ventre, qui prédomine dans un âge plus avancé.

C'est à l'époque de la puberté que commencent les différentes fonctions sexuelles ; alors l'utérus est souvent la cause des souffrances, des chagrins et des maladies du sexe. *Hippocrate* l'avait bien reconnu ; il considérait cet organe comme le siége de toutes les maladies particulières à la femme, agissant sur toutes les parties de l'individu, et imprimant un changement général dans son organisation physique et morale

D'abord, le physique de la femme est plus petit, plus faible que celui de l'homme. Son système nerveux est beaucoup plus mobile ; l'organisation de ses muscles est différente ; ils sont mieux nourris, ce qui donne à la femme des formes plus agréables ; le tissu de sa peau est plus fin, plus délié, plus doux et plus blanc.

La nature fait précéder la puberté d'un travail de tout le corps ; aussi observe-t-on alors des lassitudes spontanées, des douleurs dans la région lombaire, des frissons, des céphalalgies ou maux de tête ; les yeux sont cernés, le teint devient pâle. On remarque en outre de l'irrégularité dans le besoin de manger et de boire. C'est avec lenteur que les viscères exécutent leurs fonctions. La jeune fille éprouve de l'indifférence et même du dégoût pour les exercices du corps ; le bassin prend

plus d'ampleur, les fémurs s'écartent davantage,
ce qui fait que, dans la progression ou la marche,
et plus encore dans la course, le changement du
point de gravité qui marque chaque pas est beaucoup plus sensible et d'une exécution plus difficile.
Aussi *J. J. Rousseau* a dit avec raison, que les
femmes n'exécutent maladroitement qu'une seule
chose, la course. La poitrine s'élève, la gorge
s'arrondit par le moyen d'un tissu cellulaire épais,
qui recrouvre les glandes mammaires. Il se fait
aussi un changement dans les extrémités.

Enfin, le système utérin, ayant acquis son accroissement, établit ses nombreuses sympathies
avec tout le corps. L'utérus, pénétré d'un sang
chaud, distend les vaissaux capillaires, en laisse
exhaler, sur sa couche muqueuse, une partie nota-
ble qui, s'épanchant périodiquement, constitue
ce qu'on est convenu d'appeler règles, flux menstruel, périodique, etc., qui est regardé comme
le complément de la puberté de la femme, et qui
lui assure, avec une bonne santé, l'avantage de la
fécondité.

Tant que les ovaires, corps glanduleux, res-
tent dans l'engourdissement de l'enfance, les phénomènes rapportés ci-dessus ne peuvent avoir
lieu ; et si cet engourdissement, ce sommeil de
la nature, dépasse l'époque où la puberté doit
arriver, ou si l'inertie des organes génitaux tient

à quelque vice organique ou autre, la sanguification s'opère mal ; et les menstrues ne peuvent paraître que lorsque la matrice et les ovaires sont suffisamment excités (*Cabanis*).

En général, chez les filles, la puberté est plus précoce de deux ou trois ans que chez les garçons. En France, le terme moyen est à douze ans pour les premières ; il peut y avoir des exceptions à cet égard, qui ne détruisent pas la règle générale.

Un grand nombre de circonstances peut l'accélérer ou la retarder ; telles que l'idiosyncrasie, la constitution, le climat, le genre de vie. L'on sait que dans les pays chauds, tels que ceux de l'Asie, de l'Afrique, etc., la plupart des filles sont nubiles à dix ans et même à neuf. On a vu en France quelques cas qui méritent d'être rapportés. Une fille de quatre ans était réglée depuis trente mois. (*Journal de Médecine*, 1764.) Dans le même Journal, de 1762, on voit une autre fille, de huit ans et demi, être réglée depuis un an et demi ; mais ce sont des phénomènes. Dans les pays du Nord, la puberté est beaucoup plus tardive.

Quant à la quantité du flux périodique, elle est moindre dans les villes que chez les femmes de la campagne, parce que, sans doute, elles participent moins aux vices et au genre de vie des villes, et qu'elles font d'ailleurs beaucoup plus d'exercice. On a observé que les danseuses sont peu réglées, parce qu'elles font des exercices violens.

En général, les femmes fort grasses perdent peu. Il n'est pas possible d'évaluer au juste la quantité de sang qui s'évacue ; on sait seulement qu'elle varie à raison de la constitution, du tempérament, de la manière de vivre, etc. Les femmes qui ont eu plusieurs grossesses ont des évacuations moins abondantes que celles qui sont plus jeunes et qui n'ont pas eu d'enfans.

Lors qu'une jeune fille n'est point réglée à l'âge de puberté, ou que les règles viennent à se supprimer par quelque cause que ce soit, il en résulte le plus souvent des maladies graves et souvent incurables. L'observation suivante mérite d'être rapportée par la singularité des moyens employés.

» Une fille fut réglée à l'âge de quatorze ans jusqu'à seize, époque où les règles furent supprimées par une peur. Cette fille resta dans cet état pendant dix-neuf ans ; durant ce temps-là elle fut saignée, aux pieds ou aux bras, mille vingt fois ; le ventre était fort gros, les vomissemens fréquens ; attaquée d'épilepsie, le seul remède qui la soulageait était la saignée. Cette fille, étant obligée de se transporter à *Écouen*, la voiture lui procura une hémorragie de la matrice, qui dura un an, après lequel elle fut guérie, se maria, et jouissait encore, treize ans après, d'une bonne santé. (Voyez le *Journal de Médecine*, du mois d'avril 1757.)

De la suppression des règles, on voit résulter le crachement de sang, des inflammations violentes, des hémorragies excessives par le nez, des maux de gorge, des catarrhes de la poitrine, etc., sans compter les effets funestes de l'influence des organes génitaux sur l'imagination, les passions et les affections tristes de l'ame. J'ai vu, plus d'une fois, la démence se déclarer à cette époque. Parmi les exemples que j'en pourrais rapporter, je ferai mention de celui d'une jeune fille d'une beauté parfaite, qui, n'ayant point été réglée à l'âge où la nature avait parfaitement dessiné les formes de son corps, tomba dans une démence tellement furieuse, qu'on fut obligé de prendre tous les moyens nécessaires pour en éviter les effets.

La première apparition menstruelle est non-seulement liée à la pléthore générale, qui donne lieu au développement des organes sexuels, mais il faut aussi que ces organes ne soient entachés d'aucun vice constitutionnel ou organique, pour que cette première éruption puisse se faire.

Si cette première éruption arrive sans douleur, sans colique, sans accidens, les règles s'établissent d'une manière naturelle, ce qui annonce une bonne constitution et promet une heureuse santé.

Des symptômes plus ou moins alarmans se manifestent quelquefois à cette époque. Tous les efforts de la nature se dirigent alors vers l'utérus, dont la sensibilité et l'irritabilité se communiquent sympathiquement à tout le système. Ainsi on a vu, dans le même cas, une jeune fille tomber en catalepsie et dans un sommeil de deux mois ; elle fut guérie par des bains de pied et des frictions mercurielles. (*Journal de médecine*, 1759.)

Toute inégalité dans la période , dans la durée et dans la quantité de l'évacuation, ne doit cependant pas toujours être considérée comme un état morbide , mais seulement lorsque les désordres sont grands , continus et qu'ils donnent lieu à un véritable état de faiblesse ou de maladie.

Si la première éruption arrive trop tôt ou trop tard , que les règles s'établissent difficilement , ou qu'il survienne des accidens fâcheux , il en résulte des règles laborieuses , et par conséquent moins d'aptitude à la génération , ainsi qu'à une heureuse fécondité.

L'époque de la puberté n'influe pas seulement sur le physique de la femme , mais assez souvent elle affecte le moral ; car, chez les personnes dont l'imagination est vive , des passions d'abord douces ne manquent pas de se déclarer. A cette époque la jeune fille prend une démarche plus ferme, plus posée ; elle est plus recherchée dans ses goûts; ses

amusemens sont moins bruyans et moins frivoles,
son imagination est toujours préoccupée ; elle devient curieuse, elle est facile à rire comme à
pleurer ; elle ne s'arrête à rien ; de la crainte elle
passe aussitôt à l'espérance, de la peine au plaisir.
Enfin, elle cherche un bien-être qu'elle ne connaît
pas, et du désir de l'atteindre naissent des inquiétudes, des tourmens et souvent des maladies réel-
les. Elle étudie tout ce qui l'entoure, et continuellement occupée du soin d'observer les hommes et
la société, elle prend tantôt le masque de l'étour-
derie, tantôt celui de la timidité, ou un certain
embarras qu'on pardonne volontiers à son sexe.

Après avoir parlé des changemens qu'amènent
la puberté de la femme et la première éruption du
flux périodique, je dois dire quels sont les moyens
les plus efficaces pour les favoriser et pour prévenir la *chlorose* ou pâles couleurs.

Vers l'âge de la puberté, il faut éviter avec soin
les changemens brusques de l'atmosphère, qui, en
supprimant l'insensible transpiration, déterminent
un état d'irritabilité presque constamment suivi
d'affaiblissement général.

Il est toujours dangereux de comprimer les viscères. En les serrant, on risque de gêner la respiration, de déterminer des maladies organiques de la
poitrine ou du bas-ventre, de nuire à la digestion

et par conséquent à la nutrition ; de là résulteraient la faiblesse générale, des maux de nerfs, des mala- de langueur, etc., ainsi que les pâles couleurs, et une infinité d'autres maladies.

Vers l'époque de la puberté, les bains froids, pris avec discernement et surtout d'après l'avis du médecin, peuvent aider la nature dans son travail et donner au corps le degré de ton et d'énergie dont il a besoin dans une crise d'où dépend l'état de santé aux autres âges de la vie.

Les bains chauds au contraire, en relâchant et en affaiblissant, produiraient de très-mauvais ef- fets, tels que des blennorrhées utérines, flueurs blanches, des affections nerveuses, et nombre d'au- tres maladies, qui sont le produit de la faiblesse générale, comme j'ai eu occasion de l'observer fréquemment.

Il faut s'abstenir de tout ce qui est capable d'augmenter ou d'entretenir l'irritation des or- ganes génitaux. On doit par conséquent user d'ali- mens et de boissons qui ne soient pas échauffans.

On a remarqué que les jeunes filles qui se nour- rissaient d'alimens grossiers étaient celles qui se portaient le mieux. *Hippocrate* conseille de donner aux jeunes gens des alimens de difficile digestion. *Cabanis* veut avec raison qu'on prescrive le lait lorsque l'estomac s'en accommode. Cet aliment

adoucit, modère la circulation et porte dans les organes du sentiment un calme particulier. Cependant
il est un grand nombre de personnes qui ne peuvent en faire usage sans en être incommodées, et
d'autres chez lesquelles il ne peut passer qu'à l'aide
de beaucoup d'exercice.

Un des meilleurs moyens pour fortifier, c'est
l'exercice; aussi les anciens avaient-ils introduit
la gymnastique dans l'éducation physique. Il faut
néanmoins bien distinguer l'exercice convenable,
de celui qui est violent, fatigant et qui épuise; car
les femmes, dont la fibre est molle et le tissu cellulaire épais, ont moins besoin de mouvement pour
conserver leur santé; et si la plûpart d'elles font
des exercices violens, leurs forces s'épuisent promp-
tement, à raison, comme je l'ai déjà dit, du mouvement plus considérable qu'elles font pour changer le centre de gravité de leur corps. Elles ne
peuvent donc soutenir qu'un exercice modéré;
mais du moins ce peu d'exercice leur est nécessaire;
car c'est par la mollesse d'une vie sédentaire, que
nous voyons tant de maladies nerveuses et de langueur se déclarer à la suite d'un affaiblissement
général. C'est enfin, par une vie inactive, pares-
seuse, que la puberté devient souvent une époque
orageuse.

On doit avoir la plus grande attention à ce que
le sommeil et la veille soient réglés. On sait que le

premier, s'il est trop prolongé, affaiblit considérablement, surtout lorsqu'il est pris dans un lit
mou ; les veilles excessives finissent par épuiser. En
général, sept à huit heures de sommeil suffisent.

En même temps, il convient de diriger et de modérer, autant que possible, les passions vives de l'a-
dolescence ; il faut éviter les lectures et les exemples
qui peuvent concentrer ces passions en une seule ;
pour cela l'exercice et les distractions sont d'un
grand secours. On se gardera surtout d'inspirer
aux jeunes filles des idées religieuses trop exagérées;
elles ne peuvent que troubler l'esprit et donner lieu
à des affections morales et physiques desquelles il
n'est pas rare de voir résulter la manie, la mélancolie, ou des maladies graves et très-opiniâtres.

Quant à ce qui concerne le flux menstruel, lorsqu'il ne paraît pas ou qu'il a été supprimé par la
langueur et la faiblesse de l'estomac, il faut, avant
tout, rétablir les fonctions de ce viscère, au lieu
de chercher à provoquer une évacuation qu'on ten-
terait inutilement de faire paraître.

Si la lenteur de la circulation est la cause de
l'absence de ce flux, l'indication est de relâcher
par des bains tièdes, par des fomentations, par des
remèdes fondans et des apéritifs connus sous le
nom d'*emménagogues*, en commençant par les
plus doux, tels que l'eau ferrée, le safran de mars,
la limaille d'acier porphyrisée, etc. Il est des cir-

constances où il convient d'employer, dans le même temps, les humectans et les apéritifs; ils sont véritablement moyens *emménagogues.*

Les eaux minérales les plus recommandées sont celles de Vals, de Vichy, de Balaruc; mais, sans un bon régime, tous les moyens qu'on met en usage sont le plus souvent sans effets.

Si l'estomac est faible, il ne faut prendre que peu d'alimens à-la-fois.

Enfin l'exercice à pied, le matin à jeun, les frictions sur le ventre et les extrémités inférieures, et les distractions, valent souvent mieux que tous les remèdes pharmaceutiques.

De la Chlorose, appelée Pâles Couleurs.

Hippocrate a appelé cette maladie *chlorose. Rodericus à Castro* lui a donné le nom de fièvre blanche; *Langius*, fièvre amoureuse; *Etmuller*, ictère blanc; *Plater, Hoffmann* et *Cullen* l'ont considérée et classée parmi les affections cachectiques. Les Français la nomment pâles couleurs; conservons-lui cette dénomination.

Cette maladie n'est pas particulière aux jeunes filles, comme plusieurs médecins l'ont pensé. *Cabanis, Hoffmann* et beaucoup de praticiens l'ont observée chez les garçons. On ne peut cependant disconvenir qu'elle n'attaque plus ordinairement les jeunes filles qui sont parvenues à l'âge de puberté.

Les causes qui disposent à cette affection sont celles qui donnent lieu à l'affaiblissement : un tempérament lymphatique, faible; une vie molle, oisive, voluptueuse; des veilles immodérées; une disposition héréditaire; l'abus d'alimens mal-sains, indigestes; le séjour dans des lieux bas, humides et froids; l'irrégularité dans le régime; les passions, les affections morales, etc. : les pâles couleurs ne dépendent que rarement d'un vice organique de l'utérus.

Si cette maladie attaque de préférence les jeunes filles qui ont atteint l'âge de puberté, c'est parce que l'absence ou la variabilité des règles est produite presque toujours par une affection des organes digestifs, qui ont une sympathie intime avec la matrice. Les véritables moyens curatifs sont ceux qui augmentent l'excitation de ce viscère. Le même traitement réussit chez les garçons.

L'*anœmie* ou le manque de sang, altérant tous les actes de la vie et donnant lieu à une faiblesse générale, occasionne aussi les pâles couleurs et d'autres maladies, dans lesquelles le corps se trouve péniblement affecté; les sens se troublent et s'engourdissent; les mouvemens du corps se font alors avec lenteur; les digestions sont difficiles, et la nutrition ne se fait qu'imparfaitement ou ne se fait point.

› *Hoffmann*, qui tiendra toujours le premier rang parmi les médecins qui ont le mieux écrit sur les maladies des femmes, a prouvé, avant tous, que la couleur pâle de la peau dépend, dans cette maladie, d'un vice des digestions. Il en rapporte nombre d'exemples; on en voit dans *Cabanis*, et je pourrais en citer plusieurs tirés de ma pratique, si je ne craignais de dépasser les bornes que je me suis prescrites dans ce recueil. D'ailleurs l'opinion de tous les bons praticiens à cet égard est fixée aujourd'hui. Tout le monde sait aussi que les pâles couleurs s'aggravent d'autant plus que l'état de faiblesse est plus prononcé.

Les affections morales, surtout celles qui sont tristes, sont aussi des causes excitantes de cette maladie, par l'affaiblissement de l'estomac, centre de toutes les sensations.

Baglivi a observé que les femmes hypocondriaques, scorbutiques, ou affectées de maladies longues, sont *chlorotiques*.

Les autres causes excitantes sont les impressions subites, comme, par exemple, de passer tout-à-coup du chaud au froid, la clôture de l'utérus, l'imperforation des parties de la génération, les anévrismes, dont *Baglivi* rapporte plusieurs exemples.

Les pâles couleurs sont plus fréquentes chez les personnes riches, plus sujettes que les autres à des erreurs de régime, telles que la mollesse, la paresse, l'oisiveté, une vie sédentaire, les passions, l'onanisme, *benè vero clandestino amore flagrant in chlorosi.* De quelques-unes de ces causes, ou de plusieurs réunies, résultent des affections nerveuses, des goûts bizarres, des dégoûts, etc., signes précurseurs de la maladie qui nous occupe.

Plusieurs médecins reconnaissent quatre espèces de *chloroses*, quoique les symptômes et le traitement ne présentent que des différences peu sensibles. Il suffit, je pense, de la diviser en trois temps.

Dans le premier, les digestions sont pénibles, l'estomac est embarrassé, la langue blanchâtre, l'appétit manque ou il est bizarre. Des palpitations de cœur, accompagnées de faiblesse se font sentir; il y a de la gêne dans la respiration; des bâillemens et des soupirs involontaires; de l'irrégularité ou nullité de l'insensible transpiration; les urines sont rares, blanches, les déjections alvines dures; enfin mélancolie, tristesse, yeux cernés, abattus, la malade s'effrayant au moindre mouvement.

Le second temps est marqué par la fièvre; la peau a une couleur jaune plombée, les paupières sont gonflées, livides; le sommeil, au lieu de reposer, fatigue; on éprouve de la soif; les extrémités inférieures sont gonflées, œdémateuses; pesanteur

vers le bassin; le matin nausées, vomissemens, le
creux de l'estomac est douloureux au toucher; il y
a de la tension avec sensibilité aux hypocondres; les
chairs sont molles.

Au troisième temps, les glandes du mésentère
sont engorgées, la rate est volumineuse, la transpiration n'a point lieu; enfin la fièvre lente se déclare et ne cesse qu'avec la vie.

La connaissance des élémens de la maladie fait
toujours connaître la bonne méthode de traitement;
pour en donner un exemple, nous savons que l'affaiblissement des forces est l'origine des maladies
longues, que nous appelons *chroniques;* dans ce
cas, les restaurans, un air pur, vif, chaud et sec,
l'exercice, le quinquina, l'arnica montana, et surtout les préparations martiales sont d'excellens
moyens. Mais, comme les pâles couleurs sont toujours accompagnées d'embarras gastriques et de
mauvaises digestions, il faudra commencer le traitement par un léger vomitif. Je me sers de préférence de la racine d'ipécacuanha en poudre, qui,
en changeant la manière d'être de l'estomac, re-
donne du ton et ne laisse après elle aucun état
d'irritation.

Les vêtemens doivent être chauds, légers et
propres.

Les bains de pied chauds, stimulans, les frictions
sèches sur les cuisses, seront employés chaque

matin à jeun. De légers toniques et amers dans le commencement, des viandes rôties, des gelées soit animales, soit végétales, du bon vin, des eaux minérales ferrugineuses, conviennent beaucoup. L'exercice doit être relatif à l'état des forces. L'é-quitation, la danse, et un esprit dégagé de toute inquiétude, sont aussi d'un grand secours.

Les *emménagogues*, tels que les pillules de *Ful-ler*, ne doivent être employés qu'à l'époque où le flux périodique doit paraître. L'aloès uni au fer dé-termine le sang à se porter vers les parties infé-rieures. On ne doit jamais faire usage de ces moyens sans l'avis du médecin.

On a voulu traiter la maladie en provoquant ou en rappelant les règles, et l'on a pris, dit avec rai-son *Cabanis*, l'effet pour la cause, puisque cette évacuation ne peut avoir lieu si les organes repro-ducteurs, et surtout les ovaires, sont dans l'inertie ou dans un état de faiblesse; car, pour que de telles évacuations puissent se faire, il faut que les artères aient assez de force pour déterminer le sang à re-prendre son cours naturel.

Le mariage convient lorsqu'il y a peu d'excila-tion dans les organes sexuels.

L'on a beaucoup vanté l'électricité et le galva-nisme, parce qu'ils augmentent toutes les sécré-tions; mais ces moyens ne peuvent être employés

avec succès que lorsque la faiblesse des organes
génitaux est la véritable cause de la maladie.

Je ne fais point mention des saignées, soit locales,
soit générales. D'après les causes que je viens d'ex-
poser, elles seraient non-seulement inutiles, mais
fort dangereuses, surtout les dernières, puisqu'elles
jetteraient la malade dans un état de faiblesse qui
la ferait succomber.

Des effets de l'Onanisme chez les jeunes filles.

Un médecin anglais et le célèbre *Tissot* ont
consacré le mot *onanisme* pour désigner le plaisir
ou acte solitaire auxquel se livrent les deux sexes.
Ils ont traité l'un et l'autre cette matière fort au
long. *Tissot* a fait connaître d'une manière plus
méthodique les dangers et les effets de ce vice.

Depuis la publication du premier cahier de
cet ouvrage, plusieurs personnes m'ayant consul-
té pour de très-jeunes enfans adonnés à cette
habitude, et les deux médecins que je viens de
citer ayant peu parlé des dangers de l'onanisme
dans un si bas âge, je crois rendre service de
rappeler succinctement ses effets funestes, et de
donner quelques conseils, pour tâcher de diminuer,
autant que cela est possible, le grand nombre de
victimes qu'il fait.

La négligence de l'éducation physique et morale,
les mauvais exemples ou l'imprudence des personnes auxquelles l'on confie les jeunes filles, la pré-
dominance du système nerveux, très-irritable chez
les enfans surtout, les alimens et les boissons excitantes qu'on leur donne presque en naissant, et qui
augmentent l'irritabilité nerveuse; plus tard, la
lecture de certains livres dangereux, en ce que les
égaremens des sens et de l'esprit y sont vivement
retracés; une vie sédentaire, molle, un long sommeil, etc., sont autant de causes de cette passion
constamment funeste aux personnes faibles, et
dont la fréquence énerve les tempéramens les plus
forts.

Le système des nerfs étant beaucoup plus irri-
table chez les enfans faibles, principalement chez
es filles, ce sont celles-ci qui sont plus portées que
les autres à cet acte, lequel, en détruisant leur santé,
les précipite dans le tombeau.

Les parties sexuelles ayant une intime sympathie
avec le genre nerveux, ainsi qu'avec le système
gastrique, centre de toutes les sensations, c'est de
l'ébranlement et de la faiblesse de ces deux organes que dérivent la plupart des maladies consécutives de l'*onanisme*.

Combien ce vice ne sera-t-il pas plus désastreux
s'il a lieu lorsque le corps a besoin de réparer les
pertes qu'il fait continuellement, surtout lorsqu'il

doit fournir aux moyens d'atteindre son accroissement naturel, lorsque l'estomac est affaibli, lorsque les digestions sont pénibles et qu'elles ne se
font qu'incomplètement, comment, dis-je, la nutrition pourra-t-elle fournir à ces deux fonctions,
sans lesquelles l'on ne peut exister?

Les résultats ordinaires de l'*onanisme* sont les
maladies consécutives de la faiblesse prononcée;
aussi les jeunes filles qui s'y livrent éprouvent bientôt des maux d'estomac, la perte de l'appétit, des
vomissemens habituels, l'affaiblissement ou la gêne
des organes de la respiration, des toux sèches,
l'enrouement, le rachitis, des maladies de langueur, le marasme, des convulsions, l'épilepsie,
des maladies cachectiques, le défaut de croissance,
l'engourdissement du corps et des facultés intellectuelles, la fièvre lente, la phtisie pulmonaire, des
pustules, des flueurs blanches, enfin des maladies
aiguës, dont la marche est irrégulière et les suites
funestes; car si alors le tempérament est dans l'état
d'épuisement, que pourra le médecin dont l'art
ne sait qu'aider à la nature, lorsque les forces ne
sont qu'affaiblies ?

Le fréquent usage de l'*onanisme* détermine
aussi, chez plusieurs sujets, un état d'irritation fort
prononcé, qui occasionne des douleurs vives dans
le système nerveux à la plus légère impression des
corps extérieurs. Il résulte donc, de la même cause,

l'affaiblissement général ou une irritation du système nerveux.

Ainsi, on voit survenir des blennorhées utérines ou flueurs blanches âcres, opiniâtres, occasionnant des érosions aux parties génitales, répandant, le plus souvent, une odeur insupportable, comme j'en ai rapporté quelques exemples dans le premier cahier. Plus tard, des ulcères à la matrice. Chez les jeunes filles surtout, des maladies du cerveau et du genre nerveux, des paralysies, des affections de l'organe de la vue, etc.. Je fus appelé, il n'y a pas long-temps, pour une jeune fille affectée de goutte sereine ; je jugeai que l'irritation, et par suite, la faiblesse des nerfs de cet organe, étaient les effets de l'*onanisme* ; je fus assez heureux pour enrayer la maladie par l'avis que je donnai de mettre de suite en usage les moyens coërcitifs. J'employai avec succès les moxas, le quinquina avec le lait, l'exercice, les distractions et des collyres toniques. Tous ces moyens eurent un succès auquel je m'attendais peu ; cependant, lorsque le temps est humide, cette jeune fille éprouve de la faiblesse dans cet organe.

L'acte dont je signale les dangers est toujours accompagné d'une espèce d'affection convulsive, qui affecte plus ou moins le cerveau.

J'ai vu mourir de maladie chronique de la poitrine nombre d'enfans dont les nourrices et les parents jouissaient d'une santé parfaite, et qui ne pouvaient rapporter la cause de leur maladie qu'aux effets de l'*onanisme*.

L'état de langueur, la pâleur, l'amaigrissement, une mauvaise haleine, des yeux caves, cernés, sont les signes qui font présumer que l'enfant se livre à ce vice. En général, les grandes lèvres sont plus longues, et la vulve plus développée, ce qui peut, dans beaucoup de circonstances, changer les présomptions en certitude. Il faut aussitôt surveiller le sujet, et employer tous les moyens capables de le corriger. Les moyens coërcitifs doivent être laissés à la sagacité de la mère et à la prudence du médecin.

Si la fille a dépassé l'âge de puberté, on ne peut employer la contrainte par des moyens mécaniques; on doit lui faire connaître, par le raisonnement et par des exemples, lorsque cela est possible, les effets des maladies qui en résultent.

Lorsque l'*onanisme* a donné lieu à l'affaiblissement du genre nerveux, l'exercice, la gymnastique, les bains froids employés avec prudence, les bons alimens sans être échauffans, le quinquina, l'*arnica-montana*, les martiaux sont les véritables remèdes.

S'il y a de la chaleur à la peau, des irritations aux parties, les bains tièdes, les lotions émollientes, le régime antiphlogistique , doivent être particulièrement recommandés.

Si la poitrine souffre , il faut prescrire les boissons adoucissantes, mucilagineuses, le lait et les calmans.

Dans les cas où il y a faiblesse et en même temps irritation, l'application des sangsues doit précéder tous les autres moyens curatifs.

Enfin le véritable traitement consiste en deux choses, en ce qu'il faut éviter et en ce qu'il faut faire.

Dans le troisième cahier il sera question de la cessation des règles vers l'âge critique, des maladies qui peuvent en être la suite , et des moyens à mettre en usage pour s'en garantir.

De l'Imprimerie d'ÉVERAT , rue du Cadran , N°. 16.